COME FARE UNA DISINTOSSICAZION E NATURALE COMPLETA

RIMUOVERE LE TOSSINE DAL FEGATO, DISINTOSSICARE IL CORPO PRIMA DI INIZIARE UNA DIETA, ESPELLERE IL TABACCO DALLE ARTERIE

Jessy M. Brown

Indice dei contenuti

Introduzione: La dieta Detox

La disintossicazione avviene quotidianamente nel nostro corpo

I nostri organi interni, il colon, il fegato e l'intestino, aiutano il nostro corpo a rimuovere le sostanze tossiche e nocive dal sangue e dai tessuti. I nostri sistemi sono spesso sovraccarichi di rifiuti.

La stessa aria che respiriamo e tutti i suoi inquinanti si accumulano nel nostro corpo.

Gli odierni alimenti troppo lavorati e gli inquinanti ambientali possono facilmente sopraffare i nostri delicati sistemi e causare l'accumulo di sostanze tossiche nel nostro corpo.

Le diete Detox sono progettate per aiutare il vostro corpo a liberarsi dell'accumulo di sostanze tossiche e perdere peso.

Se vi sentite lenti, avete frequenti raffreddori, problemi digestivi o semplicemente non vi sentite al meglio, potreste avere un problema di tossicità. Una dieta disintossicante vi aiuterà a purificare le sostanze nocive dal vostro corpo e a perdere peso.

Una dieta disintossicante aiuterà il vostro corpo aumentando la resistenza e l'energia, rendendo il processo digestivo più facile.

Aiuterà ad aumentare la chiarezza mentale e ridurre le allergie. La maggior parte delle diete disintossicanti non includono cibi rari o malsani, ma solo cibi freschi e integrali come frutta e verdura. Mangiare molta frutta fresca, eccetto il pompelmo. Gli enzimi contenuti nel pompelmo interferiscono con il corretto funzionamento degli enzimi nel fegato, quindi non devono essere usati durante le diete di disintossicazione.

Il pompelmo non deve essere consumato durante i programmi di disintossicazione, ma è ideale per qualsiasi altro momento.

Le verdure fresche sono eccellenti anche nella dieta disintossicante

Le verdure migliori per disintossicarsi sono broccoli, aglio, carciofi, barbabietole, cavolfiore e verdure rosse e verdi. Evitare i prodotti del mais, poiché il mais contiene spesso allergeni. Il riso è accettabile anche in una dieta disintossicante, e anche fagioli, noci e semi sono eccellenti.

Bere molta acqua

Hai bisogno di circa 6-8 bicchieri al giorno per aiutare il tuo corpo ad eliminare le tossine. Un corpo idratato aiuta gli organi del corpo a funzionare in modo ottimale. Bere molta acqua pura e cristallina.... il più possibile pura.

Un semplice piano dietetico di disintossicazione

Un semplice piano dietetico di disintossicazione può comportare il non mangiare carne per un paio di giorni. Per un piano più dettagliato, consultare un professionista su cosa mangiare ad ogni pasto durante il periodo di disintossicazione. Stai lontano dalle carni durante il tuo programma di disintossicazione.

L'utilizzo di un piano dietetico di disintossicazione può aiutare a massimizzare la salute, ridurre il peso e a sentirsi più energici e riposati.

La verità, quando si tratta di disintossicazione del corpo fatto in una clinica o anche in una spa, è che vi costerà una buona dose di denaro. Infatti, un soggiorno in una clinica di disintossicazione può arrivare fino a diecimila dollari, a seconda dei metodi e dei trattamenti utilizzati. Così, invece di spendere così tanti soldi per una clinica o anche un centro benessere, la maggior parte delle persone preferisce la disintossicazione domestica come una soluzione alternativa efficace che è a buon mercato e fa anche il lavoro.

Disintossicarsi a casa significa controllare ciò che si mangia e si beve. Fortunatamente non si tratta di un processo molto impegnativo, in quanto non sono previste procedure mediche. Tuttavia, la disintossicazione a casa permette al corpo di purificarsi e, mangiando diete speciali e integrandole con terapie naturali, si possono sperimentare una serie di benefici, mentre non ci sono effetti collaterali di cui preoccuparsi.

Provate una dieta disintossicante per qualche giorno. Sarete stupiti da come si sentirà la luce!

Benefici di disintossicazione

Sembra un po' spiacevole quando si disintossica o si pulisce.

Il tuo corpo mostra alcuni segni che hai accumulato delle tossine. Queste tossine possono influenzare la condizione fisica e la salute di tutto il corpo. Ci sono momenti in cui ti senti pigro e stressato. Il tuo corpo può provare dolore continuo, diarrea, costipazione e una sensazione di goffaggine. Il rapido aumento di peso e l'incapacità di perdere peso in eccesso possono anche essere segni di tossine nel corpo.

Inoltre, le tossine trovate nell'organismo vengono trovate e conservate nelle cellule adipose. Per gli americani che stanno mangiando la solita dieta americana, una persona può eventualmente consumare 70 trilioni di bidoni della spazzatura per cella!

Quando si disintossica il corpo e si puliscono i rifiuti indesiderati dalle cellule, si dovrebbe prestare attenzione agli organi di eliminazione.

Ci sono particolari organi nel vostro corpo che gestiscono i rifiuti cellulari.

Questi organi svolgono un ruolo importante nel processo di disintossicazione per un corpo sano e in forma.

1) Il tuo fegato è l'organo che ricicla le sostanze chimiche indesiderate nel corpo. Classifica le tossine e le invia all'organo appropriato per l'eliminazione durante il processo di circolazione. I principali organi di eliminazione supporteranno il fegato in modo che queste tossine siano immagazzinate e poi eliminate.

2) Anche le ghiandole linfatiche svolgono un ruolo importante nell'eliminazione delle tossine. Una rete di tubi rimuove i rifiuti in eccesso dalle cellule del corpo e li trasporta agli organi di smaltimento finale. L'appendice, il timo, le tonsille e la milza sono le principali ghiandole linfatiche che aiutano i principali organi del corpo nella pulizia e nella disintossicazione.

3) I reni aiutano a gestire l'acqua del corpo. Mantengono la buona chimica del sangue alcalino rimuovendo i residui acidi disciolti. Puoi aiutare i tuoi reni a lavorare molto bene bevendo molta acqua. E' molto meglio se si bevono succhi alcalini freschi e acqua purificata. Potete prendere 1/2 oncia di alcalina ogni giorno per vedere i risultati positivi nel vostro peso corporeo.

4) I polmoni sono gli organi che mantengono il sangue purificato. Permettono all'ossigeno di entrare direttamente nel flusso sanguigno. È anche responsabile dell'eliminazione dei gas di scarico che si trovano in ogni cellula del corpo. La respirazione profonda e l'aria fresca sono molto utili per mantenere i polmoni sani e privi di tossine. Se ci si trova in un'area urbana, si consiglia di trovare un'area ricca di ossigeno dove poter respirare a fondo.

5) Il colon è l'organo di gestione dei rifiuti solidi del corpo. I medici hanno trovato molte persone che possono avere fino a 80 libbre di muco e gomma-come rifiuti solidi trovati sulle pareti del colon. Disintossicare e pulire il colon può essere una cosa molto difficile da fare. Tuttavia, avere un colon senza sprechi può certamente fornire i buoni benefici di avere un corpo pulito e sano.

Esercizio regolare per camminare

Se si verificano alcuni segni/effetti collaterali della disintossicazione, è possibile provare a camminare regolarmente. L'esercizio fisico è la chiave per un corpo sano e in forma.

Bere molta acqua al limone

Molti medici dietetici suggeriscono anche di bere molta acqua al limone. Questo è un modo efficace per mantenere un'ottima circolazione e può aumentare il tasso di disintossicazione all'interno del corpo.

La disintossicazione è un fattore importante per la vostra bellezza

Dov'è quel meraviglioso prodotto che potrebbe farti rinascere?

Quante volte il tuo cervello si è sentito così lento che non riesci nemmeno a pensare con chiarezza?

Quante volte ti sei sentito così stanco che anche solo una sola rampa di scale ti costa molto?

Oppure che dire di quei momenti in cui ti sentivi così "sgradevole" che nemmeno il tuo abito migliore riesce a sollevare il tuo spirito?

Hai provato ogni trucco conosciuto per mantenerti in forma e hai cercato in ogni scaffale del corridoio di salute e bellezza per quel meraviglioso prodotto che potrebbe farti rivivere, ma non ti ha ancora fatto nulla di buono.

Perché non provi a guardare a casa e nella sezione prodotti del tuo negozio di alimentari?

Di cosa sto parlando? Sto parlando di disintossicazione.

La disintossicazione non è solo secchi di sudore sul pavimento della palestra, o morire di fame!

Si tratta di un approccio olistico alla salute e alla bellezza. Si va dalla dieta e fitness al benessere. Provate per un fine settimana e iniziare la nuova settimana con un rinnovato e più rivitalizzato. Disintossicare il vostro percorso verso la salute e la bellezza è possibile con alcune cose che potreste trovare comodamente a casa vostra. Con una spugna o un pennello, candele profumate, oli aromatici, tisane e un weekend di riposo, "il tempo per me", tutto è pronto per ringiovanire e rinnovare.

Un weekend "Time for Me" per il weekend

Comincia di venerdi':

Mangiare leggermente (pensate alle insalate e alla frutta).

Pensa alle insalate e alla frutta!

Bere molta acqua durante la giornata.

Di notte, asciugare lentamente - spugna o pennello con colpi lunghi e lenti. Spostare in una direzione: su e verso l'inguine. Rinfrescatevi con tè o acqua, poi immergetevi in un bagno di acqua calda e gocce di olio da bagno aromatico. Accendere alcune candele profumate aggiungendo gradualmente acqua fredda in mezz'ora, fino a quando il bagno si raffredda un po'. Questo è l'inizio della vostra nuova routine di salute e bellezza. Questo processo è fatto per la stimolazione dei vasi sanguigni.

Asciugatevi e vestitevi bene per andare a letto.

Comincia il giorno dopo:

Bere acqua calda al limone. Fai una passeggiata mentre fai un respiro profondo. Fai un bagno di vapore o vai a nuotare. Potete anche chiedere al vostro partner o terapeuta di farvi fare un massaggio. Ancora una volta, terminate il vostro regime di disintossicazione della salute e della bellezza con un pennello da massaggio a secco e un bagno.

Trascorrere la domenica facendo l'intero processo, ma aggiungerne un altro

Attività

Fate una lista di persone o cose, come il vostro lavoro, che sono tossiche per voi. Valutare come si dovrebbe trattare per ridurre il loro effetto tossico. Dopo questo, viziatevi o fate esercizi di meditazione. Tuttavia, ricordate che si possono avere sudorazione eccessiva, mal di testa lievi ed eruzioni cutanee. Questi sono segni che il tuo corpo sta rilasciando tossine e che sono temporanei.

La disintossicazione è efficace, sicura ed economica a sufficienza per far parte della vostra routine settimanale di salute e bellezza. Basta ricordarsi di evitare questo durante le mestruazioni, la gravidanza e la malattia.

Infine, parlate con il vostro medico se incontrate problemi durante la disintossicazione.

Come la disintossicazione aiuta la vostra salute generale

I livelli di tossina aumentano ogni giorno a tassi allarmanti.

Basta considerare il crescente numero di problemi di salute (come cancro, malattie cardiovascolari, obesità, mal di testa, stanchezza, tosse persistente, costipazione, allergie, ecc. Le tossine esistono sia esternamente (fuori dal nostro corpo) che internamente (all'interno del nostro corpo). Attraverso il cibo, le tossine esistono quando ci sono sostanze chimiche, pesticidi, additivi alimentari o farmaci. Attraverso l'ambiente, l'inquinamento dell'aria e dell'acqua sono le principali aree di tossicità. Otteniamo queste tossine esterne quando mangiamo, respiriamo o tocchiamo.

Internamente, il nostro corpo produce tossine come una normale funzione quotidiana. Ad esempio, il sudore e la pulizia dell'intestino sono importanti funzioni di eliminazione. Un corpo si decompone quando non è in grado di gestire bene i normali processi di eliminazione a causa di un sovraccarico di tossine. Questo è anche quando il corpo diventa sensibile a batteri, lieviti e parassiti che vi entrano.

I risultati sono infezioni e malattie e l'incapacità dell'organismo di affrontarle.

Per aiutare a raggiungere una migliore salute, è importante, quindi, disintossicarsi e purificare

Quanto si vuole disintossicarsi dipende davvero da se stessi e da quanto "pulito" si vuole che il corpo sia. Infatti, qualsiasi semplice cambiamento nella vostra dieta che previene ed elimina l'accumulo di tossine è utile. Ad esempio, bere otto bicchieri di acqua filtrata è facile da fare ogni giorno.

Altri cambiamenti dietetici possono anche essere fatti, come mangiare più verdure a foglia verde e cibi ricchi di fibre. Le lattughe sono una "meraviglia" verde, piena di sostanze nutritive. Mangia un sacco di insalate!

Una misura più drastica di pulizia del tuo corpo è quello di rendere completo il digiuno

Il digiuno completo aiuta a dare agli organi del tuo corpo il riposo di cui hai bisogno. Infatti, Ippocrate (il "Padre della medicina moderna") credeva che il corpo ha bisogno non solo di riposo fisico ma anche chimico. Il riposo chimico si riferisce alla ritenzione di cibo, dando così agli organi del corpo la possibilità di scaricare i prodotti di scarto accumulati e quindi di purificarsi.

Tuttavia, prima di intraprendere un serio regime di disintossicazione o di pulizia, si raccomanda di consultare un professionista. Una disintossicazione eccessiva può verificarsi anche in alcuni casi, quando alcune persone vanno agli estremi e i nutrienti essenziali del corpo vengono persi.

Ti senti pigro?

La mancata individuazione della causa e del trattamento di base può essere un pericolo per la salute.

Mi permetto di ipotizzare che la maggioranza della popolazione si senta regolarmente un po' lenta. Se si passa attraverso questa condizione per lungo tempo, si può cominciare a sentire che questa è diventata una situazione normale per voi e ci si abitua ad essa.

Ma non trovare la causa e il trattamento di fondo può essere un pericolo per la salute. Se ci si sente lenti, allora è un segnale di avvertimento che qualcosa non va bene, e un'indagine immediata è in ordine, per quanto riguarda la causa. Ci possono essere molte ragioni diverse per questa condizione. Molte delle cose che facciamo ogni giorno avvelenano assolutamente il nostro sistema. Se sei un fumatore, hai sicuramente bisogno di disintossicarti. Come si passa il tempo con molti o diversi programmi di disintossicazione, si può avere raggiunto un punto in cui si può smettere di fumare più facilmente.

Ecco alcune delle cause della lentezza

1) La dieta è di grande importanza. Con tutti i pesticidi e le sostanze chimiche presenti oggi nel nostro cibo e il suolo carente di nutrienti, può essere difficile ottenere i nutrienti di cui abbiamo bisogno per una vita sana. È possibile ritrovare una buona salute cambiando la propria dieta con alimenti biologici che includono il consumo di più frutta e verdura cruda e meno cibi cotti e prodotti zuccherini.

Si consiglia di prendere in considerazione l'assunzione di buoni integratori per ottenere sostanze nutritive che altrimenti non si otterrebbero. Si può sostenere che gli alimenti biologici sono così costosi, ma consideri questo; si può risparmiare qualche dollaro su alimenti confezionati più economici che possono essere caricati con conservanti, nitrati, ecc, ma qual è il valore della vostra salute?

Per quanto tempo ti aspetti che il tuo corpo funzioni correttamente se ci metti del carburante degradato? Hai visto cosa può fare ad un'auto. E' lo stesso con il tuo corpo. Se si guarda attentamente alle celebrità dall'aspetto sano che sono in forma, hanno un segreto che non hai. Poiché il loro reddito dipende dalla loro personalità e dal loro aspetto, sono costretti a rinunciare alle diete abituali dell'americano medio. Si esercitano, mangiano porzioni più piccole e includono molti altri cibi crudi, in più bevono molta acqua e questo porta al seguente argomento.

2) *Disidratazione!* Circa l'80% degli americani sono semi-deidratati e non lo sanno nemmeno. Senza questo prezioso liquido, il nostro corpo (che sono 2/3 dell'acqua) non può funzionare correttamente. La sola disidratazione può causare pigrizia. Se siete disidratati, ciò significa che il livello dell'acqua nel vostro corpo è al di sotto della norma per il corretto funzionamento. La gestione di questo è di aumentare l'assunzione di liquidi. La cosa migliore è solo acqua pura, circa 8 tazze al giorno. Se bere così tanta acqua sembra troppo difficile, è possibile aumentare il consumo di acqua con tisane o tisane.

Questi tè hanno un effetto benefico in quanto, oltre ad aumentare l'assunzione di acqua, forniscono anche antiossidanti che aiutano il sistema immunitario. Allora bevi e sentirti meglio!

3) A causa di una cattiva alimentazione, mancanza di esercizio fisico, virus, batteri e parassiti, possono verificarsi problemi digestivi. Qui abbiamo tutta una serie di problemi da risolvere. Se il tuo corpo è tossico, il fegato e i reni possono essere sovraccaricati. Puoi gestirne parecchie con la purificazione del fegato e dei reni.

Trattare con i parassiti

I parassiti possono risiedere in qualsiasi organo maggiore del corpo e causare più problemi della lentezza. Gestire l'infestazione parassitaria in primo luogo, possibilmente usando una soluzione a base di erbe trovata nel vostro negozio locale di alimenti naturali, seguita da una pulizia dei reni, e poi da una pulizia del fegato e del colon. Questo è un corso raccomandato dalla dottoressa Hulda Clark. Ci sono un sacco di pulizie diverse che puoi fare. Per trovare quello che fa per te, vai online e digita la pulizia del fegato o dei reni e controlla attentamente cosa è giusto per te.

4) Altre forme di disintossicazione sono il digiuno e i clisteri.

- Il digiuno è una secolare tecnica di guarigione naturale che funziona molto bene se fatto correttamente.
- I clisteri al caffè o al limone sono eccellenti per la pulizia del colon delle feci vecchie o urtate.
- Alcune erbe possono anche essere utili per la pulizia del colon, come la buccia sacra (con moderazione), l'aloe vera, i semi di lino e il lampone rosso.
- Prendi un sacco di fibre (con molta acqua). Questo ti aiuta a rimanere regolare.
- Un colon eccessivamente tossico può alla fine mettere impurità nel sangue e questo vi farà sicuramente sentire pigro.

5) Ci sono state molte controversie nel corso degli anni sull'eccesso di mercurio nei denti. Un dentista una volta mi ha

detto che se guardi dentro la bocca, le
otturazioni che hai possono sembrare lisce
all'esterno, ma se puoi guardare sotto le
otturazioni è una storia molto diversa.
Sembra molto irregolare e i metalli
possono penetrare nel vostro sistema.

Il mercurio nel sistema è il metallo non
radioattivo più tossico del corpo e circa la
metà di tutte le otturazioni in argento
sono di mercurio. Possono verificarsi
diversi problemi di salute, tra cui danni
cerebrali, renali e polmonari, ed è stato
addirittura collegato all'autismo. Si può
essere testato per la tossicità dei metalli
attraverso l'analisi dei capelli e delle urine.

   - Se il risultato del test è positivo,
si consiglia di considerare la
possibilità di rimuoverli e sostituirli
con otturazioni in oro.
   - Tuttavia, anche dopo la
sostituzione, l'organismo può

impiegare mesi per espellere queste tossine.

- Ricercare e trovare un dentista con un'ottima reputazione che ha fatto otturazioni sostitutive (per un fatto interessante, un amico mi ha detto che sua madre aveva avuto mal di testa per 20 anni e che dopo che tutte le otturazioni sono state cambiate, lei non aveva più mal di testa.

6) Una tecnologia relativamente nuova è venuta fuori per disintossicare il corpo, e cioè con un pediluvio ionico. Mettete i piedi in una vasca di acqua calda con un po' di sale marino. I pediluvi ionici funzionano inviando una piccola corrente che entra in un circuito attraverso il corpo e genera ioni caricati positivamente.

L'alta concentrazione del campo ionico aderisce alle tossine caricate negativamente, neutralizzandole, e il corpo è quindi in grado di smaltirle attraverso i circa 2000 pori presenti sulle piante dei piedi. In questo modo potrete sperimentare il corretto equilibrio tra pH acido e alcalino, come proposto dalla natura. E' indolore e ci vogliono circa 30 minuti. L'acqua cambierà colore a seconda della tossicità del corpo, e anche dalla durezza o morbidezza dell'acqua, ovunque si trovi, geograficamente.

Indicatori ad acquerello per la disintossicazione degli organi del corpo

- Nero o marrone, fegato.
- Arancione; giunti.
- Verde scuro; cistifellea.
- Verde giallastro; i reni o le vie urinarie.
- Schiuma bianca; linfonodi drenanti.
- Macchie rosse; materiale per coaguli di sangue.
- Macchie nere; metalli pesanti.

Inoltre, sono stati condotti studi indipendenti che mostrano i livelli di muco, metalli pesanti e grassi nell'acqua dopo 30 minuti.

Aiuta ad eliminare quella sensazione di lentezza e fatica

Come potete vedere, ci sono molte cose che potete fare per eliminare quella sensazione di lentezza e fatica. Ma, come sempre, consultate il vostro medico prima di fare qualsiasi programma di disintossicazione.

Diversi tipi di pulizia di disintossicazione

Regimens Il vostro corpo dovrebbe essere pulito naturalmente, ma le diete di oggi rendono il processo difficile.

Molti ricorrono alla pulizia interna del corpo per rimuovere i prodotti di scarto e le tossine. Un trattamento di disintossicazione è stato progettato per aiutare il corpo ad eliminare le tossine immagazzinate e rafforzare gli organi coinvolti in questo processo.

Colon Cleanse

La pulizia del colon aiuta a pulire l'organo che aiuta il corpo a rimuovere i rifiuti. Un colon sporco può portare ad un accumulo di tossine nel corpo e nelle malattie. Attraverso l'uso di trattamenti erboristici o di terapia irrigua, la pulizia del colon rimuove le tossine e aiuta il corretto funzionamento del tratto intestinale. È essenziale effettuare prima questa pulizia, in modo che i residui prodotti da altre procedure di disintossicazione possano essere smaltiti in modo efficiente.

Pulizia dei reni

I suoi reni puliscono circa 200 pinte di sangue al giorno. Una pulizia dei reni aiuterà i vostri reni a funzionare in modo più efficiente. Di solito comporta il consumo di una grande quantità di acqua o succo di frutta e quindi l'eliminazione di tutto ciò che serve per rimuovere i reni.

Pulizia del fegato

Il tuo fegato completa circa due dozzine di processi quotidiani per il corpo, e la pulizia di questo importante organo aiuta il fegato a sostenere il sistema immunitario e sostenere le funzioni digestive del corpo. Ci sono diversi integratori e programmi di pulizia del fegato disponibili.

Pulizia polmonare

La pulizia dei polmoni è importante anche per una buona salute. Le diete americane ad alto contenuto di latticini spesso producono tessuto adiposo polmonare. La pulizia dei polmoni allevia questo problema.

Pulizia della pelle

Infine, la pulizia della pelle rilascia le tossine depositate negli strati di grasso appena sotto la pelle. La maggior parte sono fatti con erbe, saune e capanne del sudore.

"Pulire" e correre senza intoppi

La pulizia del corpo dalle tossine è un ottimo modo per mantenere i vostri sistemi "puliti" e funzionanti senza intoppi. I risultati ne valgono la pena:

Migliora il sistema immunitario

Carnagione della pelle più chiara

Dormire meglio

Cura dell'acne

Cura della costipazione

Scomparsa di odori corporei sgradevoli

... Solo per citarne alcuni! In breve, sarete sorpresi delle condizioni che saranno chiarite!

Ecco alcune idee per una dieta disintossicante.

Ci sono diversi tipi di diete di disintossicazione

Ce ne sono alcuni in cui si può mangiare solo frutta e verdura. Quelli dove si possono mangiare solo cibi "puliti" e quelli dove si possono bere solo succhi di frutta e verdura e anche i più estremi dove si può bere solo acqua.

È inoltre possibile effettuare pulizie specializzate progettate specificamente per alcune aree del corpo, come il fegato, i reni, il sangue o i polmoni. Tuttavia, la maggior parte delle diete di disintossicazione comporta solo la pulizia di tutto il corpo.

Un campione di una dieta disintossicante di sette giorni che puoi provare

In primo luogo, è importante avere movimenti intestinali regolari durante una disintossicazione, perché questo diminuisce la probabilità che le tossine vengano riassorbite dall'organismo. Un buon modo per essere sicuri di eliminare regolarmente è quello di prendere 2 cucchiai di semi di lino macinati in acqua di limone al mattino e bere acqua di limone durante il giorno. I semi di lino forniscono al corpo fibre e l'acqua al limone ha un effetto leggermente lassativo.

È anche importante bere abbastanza liquidi in una pulizia. Si dovrebbe cercare di includere almeno 8 bicchieri d'acqua al giorno per essere sicuri di permettere l'eliminazione delle tossine.

Un menu di esempio di una dieta disintossicante.

Questa è una dieta che permette di avere un po' di cibo perché tende ad essere più facile per i principianti.

Ricordate, potete modificarlo in base alle vostre esigenze e preferenze.

IN RITORNO

1/2 limone spremuto in un bicchiere d'acqua calda

1 cucchiaio di argilla bentonite e 1 cucchiaio di semi di lino macinato in un bicchiere d'acqua

COLAZIONE

Colazione a base di pera, latte di riso e proteine del riso in polvere

Integratori: Vitamina C

MOCADILLOS

Succo di mela diluito con acqua

Acqua

Brodo vegetale

Integratori: cardo mariano

Bacchette di sedano e hummus

PRANZO

Zuppa di verdure con pezzi di brodo vegetale e verdure a vostra scelta

Broccoli al vapore con semi di sesamo e barbabietole cosparsi di succo di limone su riso integrale

Salsa di mele

Integratori: Multivitaminico

MOCADILLOS

Tè alla radice di dente di leone

Bastoncini di carote con salsa di hummus

Acqua

Integratori: Cardo mariano

CENA

Lenticchie con curry su quinoa

Insalata con verdure miste, peperoni rossi, carciofi e germogli cosparsi di aglio, succo di limone e olio d'oliva.

Brodo vegetale

PRIMA DI ANDARE A LETTO

1 cucchiaio di argilla bentonite e 1 cucchiaio di semi di lino macinato in un bicchiere d'acqua

Questo può essere seguito per un massimo di sette giorni.

Rilassatevi e godetevi il vostro tempo di pulizia, e ricordatevi di stare attenti, perché anche se dovreste aspettarvi di sentirvi lenti e leggermente malati, se vi sentite molto malati o affaticati, contattate il vostro medico.

Un piano aggiuntivo

Un programma di dieta della disintossicazione non è mirato a perdita di peso

Il suo obiettivo è quello di purificare e rivitalizzare il corpo combinando alimenti organici naturali, erbe ed esercizi semplici per eliminare il corpo dalle tossine accumulate. Nel corso del tempo, il consumo di alimenti trasformati, alimenti non vegetariani e zuccheri provoca l'intasamento delle pareti interne del colon con detriti.

Ciò provoca un sovraccarico degli organi di pulizia interna come il fegato e i reni. Diventano lenti, permettendo alle tossine e ai batteri di rientrare nel sistema circolatorio invece di essere completamente eliminati attraverso le feci, l'urina o il sudore.

Queste tossine producono affaticamento, infezioni della pelle e di altri organi, emicrania, flatulenza, bruciore di stomaco, costipazione e molte altre gravi malattie. Un regolare piano di disintossicazione della dieta può liberare il corpo dalle tossine accumulate e portare ad una vita attiva e libera da malattie. La disintossicazione non è adatta ai bambini! Tuttavia, una dieta eccellente piena di cibi naturali che si trovano in una dieta disintossicante, SONO molto appropriato!

Piano di disintossicazione di 1 giorno

Questa dieta non è per diabetici, pazienti con bassa pressione sanguigna, anoressici o adolescenti, in quanto non fornisce carburante sufficiente per le loro attività fisiche. Può essere una dieta di una settimana di liquidi organici grezzi, frutta e verdura per pulire il sistema.

Reintrodurre gradualmente altri alimenti, ma astenersi da alimenti non vegetariani e trasformati. Possono essere utilizzate anche alcune erbe naturali. Questo è un modo semplice e veloce per rivitalizzare il sistema, dopo un'abbuffata o un eccesso di indulgenza.

DOMENICALE

> Un bicchiere di succo di melograno (il più potente antiossidante naturale più potente).
> Alcune mandorle (fonte di olio e proteine).
> Spuntino di metà mattina
> Una ciotola di riso integrale (fonte di vitamine e minerali nei carboidrati).
> Un po 'di tofu (proteina).
> Pranzo
> Un bicchiere di succo di melograno.
> Una grande porzione di insalata verde mista (che fornisce i nutrienti essenziali e alla rinfusa) cosparsa con un cucchiaino di olio d'oliva o aceto.
> Spuntino di mezzogiorno

➢ Un bicchiere di succo di melograno.

➢ Una manciata di mandorle.

➢ Cena

➢ Un bicchiere di succo di melograno.

➢ Una grande ciotola di riso integrale.

➢ Bere almeno 8-10 bicchieri d'acqua al giorno.

Questa dieta disintossicante vi fornirà 1200 calorie e un'alimentazione sana per eliminare le tossine dal vostro corpo in 24 ore. Può aiutarvi a perdere circa 600 grammi di peso corporeo e, se seguita regolarmente una volta alla settimana, manterrà il vostro corpo sano e attivo.

Disintossicare il corpo e costruire un sistema immunitario forte e sano.

Un processo naturale attraverso il quale

il vostro corpo passa

La disintossicazione è un processo naturale che il vostro corpo attraversa e rimuove i rifiuti noti come tossine. In condizioni normali, il nostro corpo è progettato per eliminare queste tossine attraverso il fegato, i reni, il sistema linfatico, la pelle, ecc.

Ci sono molte ragioni per cui la disintossicazione è così importante

In questi tempi c'è il problema del nostro ambiente chimico a causa degli inquinanti dell'aria e dell'acqua. C'è anche il fatto che la maggior parte del nostro cibo viene coltivato con pesticidi nel tentativo di ridurre gli insetti e le infestazioni batteriche al fine di produrre rese più elevate. Tutto quello che dovete fare è andare al supermercato e leggere le etichette per vedere quanti coloranti e conservanti mangiate ogni giorno.

Un passo indietro nel tempo

Se si dovesse fare un passo indietro nel tempo (anche solo 30-40 anni), ci si renderebbe conto di quanto diverso abbiamo mangiato allora. Se non avessimo coltivato il nostro cibo biologico, probabilmente saremmo andati ogni giorno dal macellaio e avremmo comprato carne fresca e senza ormoni, e poi siamo andati al mercato per comprare prodotti freschi e biologici.

La parola "biologico" probabilmente non era qualcosa che sarebbe stato associato al cibo a quei tempi. Avresti associato la parola a un corso di biologia.

Oggi siamo gravemente carenti di sostanze nutritive.

L'aria che respiriamo costantemente è un po' inquinata. Beviamo bevande ad alto contenuto di fruttosio, mangiamo molte conserve e consumiamo una quantità incredibile di sodio. Non sto dicendo che non mangiamo mai in questo modo, perché a tutti piace indulgere di tanto in tanto, ma se mangiamo una normale dieta americana ad alto contenuto di sale, zucchero e conservanti, e prodotti in scatola, allora potremmo fare noi stessi un disservizio. Può sembrare pieno, ma manca di molte sostanze nutritive.

Ci sono diverse cose che si possono fare per annullare la tossicità

È quasi impossibile essere completamente liberi da tutte le sostanze inquinanti presenti nel nostro ambiente, ma tutto ciò che si può fare per alleviare il corpo dall'accumulo di tossine e malnutrizione dovrebbe essere benefico per la salute.

Bagni caldi o Sauna

La pulizia del fegato e dei reni è eccellente, ma se non siete inclini a farlo, allora ci sono altre soluzioni..... come fare un bagno caldo per mezz'ora, o sudando le tossine in una sauna.

Pulire

Se vi sentite obbligati a fare queste pulizie, assicuratevi di aver mangiato bene e di aver bevuto fino a 8 bicchieri d'acqua, in modo che il livello di zucchero nel sangue non scenda e che vi manteniate ben idratati durante il processo. Non solo perde tossine in questo modo, ma perde anche acqua, sale e potassio, che può farvi sentire vertigini.

Tisane

Ci sono alcune grandi tisane che si possono bere regolarmente che puliscono delicatamente il corpo, idratano, idratano, hanno proprietà antiossidanti e aiutano ad eliminare le tossine. È un modo caldo e rinfrescante per rilassarsi e fare del bene al corpo.

Succhi di frutta e verdura

Succo di frutta e verdura è un modo fantastico per ottenere più sostanze nutritive nel corpo, perché si sta mantenendo l'integrità delle sostanze nutritive. Se si mettono le verdure in una pentola bollente, allora si avrà una perdita di sostanze nutritive. Questo si chiama sbiancamento e tutta la bontà entra in acqua. Se hai cucinato troppo il cibo e poi sciacquare l'acqua, allora le tue sostanze nutritive sono appena scese nello scarico, e stai ingerendo il resto del guscio sbiancato.

Crudo o con succo di frutta è la strada da percorrere!

Si consiglia di assumere integratori che rafforzano il sistema immunitario.

Poiché abbiamo un terreno povero di nutrienti, è consigliabile assumere integratori che rafforzano il sistema immunitario, come il Q-10, e le vitamine A, D, E, C e B. Elementi in tracce ed elettroliti sono necessari per mantenere i nostri sistemi in forma. Evitare bevande sportive ad alto contenuto di zucchero, ma invece di ottenere elettroliti di buona qualità in un negozio di prodotti alimentari per la salute.

Se non altro, prendete almeno un buon multivitaminico da assumere ogni giorno.

Hai mal di testa? Sei stanco?

Sei sempre in sovrappeso o stanco? Hai mal di testa, altri dolori e dolori, frequenti raffreddori e influenza, costipazione o problemi digestivi, pressione alta, sindrome premestruale, allergie o sensibilità? Bevi troppo alcool, bevi bevande a base di caffeina, fumi di sigaretta, usi droghe da banco o droghe ricreative, o mangi cibi veloci, fritti o raffinati?

Disintossicazione per il salvataggio

Il nostro corpo ha un sistema di disintossicazione naturale (composto dal tratto digestivo, dal sistema urinario e dal fegato) che aiuta a processare tutte le sostanze chimiche che la vita moderna vi lancia contro. Queste sostanze chimiche sono chiamate "tossine", sono fondamentalmente veleni che hanno effetti nocivi sul corpo. Non solo l'alcool e il tabacco sono carichi di tossine; anche i pesticidi e gli additivi alimentari, la caffeina e l'inquinamento svolgono un ruolo importante.

Benefici di una dieta Detox

Si ritiene che le diete disintossicanti prevengano le malattie croniche, come l'artrite, le malattie cardiache e il cancro.

2. Le persone che cercano una dieta disintossicante spesso trovano che può migliorare i sintomi di tossicità come affaticamento, dolori articolari, mal di testa, dolore, sindrome premestruale, pelle malsana, scarsa concentrazione, ansia e irritabilità, frequenti raffreddori, bruciore di stomaco, costipazione e gas.

3. Le diete disintossicanti possono essere raccomandate come parte di un piano di trattamento supervisionato per malattie croniche come le malattie autoimmuni, sensibilità chimiche multiple, fibromialgia, sindrome da affaticamento cronico, disturbi digestivi, malattie cardiache e artrite.

Suggerimenti per la disintossicazione

➢ Cancella il tuo periodo quotidiano di disintossicazione da qualsiasi pub, club, ristorante o festa. Vedila come un'opportunità di fare tutte quelle cose che non si raggiungono mai, come visitare musei e gallerie - allora alla fine ci si può sentire doppiamente soddisfatti quando non solo si è più sani, ma anche più istruiti.

➢ Bere molta acqua per evitare la disidratazione.

➢ Prendere cardo mariano per ottimizzare questi benefici; contiene silimarina, che protegge il fegato dai danni.

Disintossicazione della mente e del

corpo:

I trattamenti chiropratici speciali per i tossicodipendenti si sono dimostrati molto efficaci nella stabilizzazione di coloro che si ritirano dalle droghe e da altri comportamenti di dipendenza.

Mind-Body Detox è riconosciuto da professionisti scientifici e medici e dalle loro pubblicazioni in tutto il mondo. I chiropratici che usano metodi di attivazione per curare le malattie, il dolore e persino la dipendenza sono ricercati dai tossicodipendenti che desiderano superare la loro dipendenza. Il processo di disintossicazione mente-corpo attiva delicatamente il movimento - senza scoppiare le ossa - che stimola i recettori di piacere del cervello e influisce positivamente sulle emozioni.

Succo di digiuno

Sei stressato per il sovraccarico?

A causa degli alimenti altamente trasformati che mangiamo e dell'aria inquinata che respiriamo, il nostro corpo accumula tossine. Il corpo fa tutto il possibile per eliminare le tossine, ma finisce per essere stressato a causa del sovraccarico. Sintomi come mal di testa cronici, allergie cutanee, invecchiamento precoce, ecc. cominciano a manifestarsi.

Cosa possiamo fare per aiutare il nostro corpo malato? Prova a digiunare il succo come un modo sicuro per disintossicarti!

Molti studi sono stati condotti sugli effetti benefici del digiuno del succo. Possiamo aumentare la nostra aspettativa di vita, curare gli squilibri biochimici, ridurre i livelli di colesterolo, curare le allergie, l'acne, ecc.

Nel digiuno dei succhi, dando al corpo una pausa dal cibo e dalla digestione, il sistema immunitario può concentrarsi sull'eliminazione delle tossine, con l'aiuto degli organi di eliminazione (fegato, pancreas, cistifellea, reni, intestino, pelle, ecc.).

Un veloce prolungato (3 giorni in più)

Durante un digiuno prolungato (più di 3 giorni), il corpo comincerà a bruciare e digerire i propri tessuti, attraverso il processo di autolisi, in modo discriminato. In primo luogo si rompe e brucia le cellule e i tessuti che sono malati, danneggiati, invecchiati o morti (tumori, cellule morbose, ascessi, grasso in eccesso, ecc.). Lo stomaco si restringe e diventa meno acido.

Poi, alcuni sintomi di disintossicazione sono vissuti, per esempio, l'acne breakouts, affaticamento, mal di testa, come il corpo elimina le sue tossine. Questi sintomi dovrebbero essere alleviati e sentiremo un rinnovato senso di salute e benessere!

È possibile spremuta quasi tutti i tipi di frutta e verdura che si può mangiare crudo.

Verdure che sono buoni per la spremitura includono pomodori, cetrioli, sedano e carote.

Combinazioni di frutta e verdura dal gusto delizioso

Ad esempio, il succo di mela e carota è un buon mix. Un'altra buona combinazione è la mela, il sedano e il pomodoro. Nel caso delle bucce di frutta e verdura, sbucciatele, soprattutto se si sospetta che siano state spruzzate. Se è possibile utilizzare frutta biologica, questo sarà molto meglio. Sciacquare con acqua filtrata o distillata.

Come fare il succo?

Si consiglia di diluire il succo 50/50 con acqua, soprattutto se si utilizza frutta e il succo è troppo dolce. Utilizzare acqua distillata, se possibile, per la diluizione.

Il succo deve essere preparato fresco!

Ricordate, non è possibile acquistare succo appena fatto da un negozio di alimentari o qualsiasi succo da un pacchetto, nonostante ciò che l'etichetta della confezione dice. Qualsiasi succo in una scatola di cartone, lattina o bottiglia è stato trattato termicamente per la conservazione. Il succo deve essere preparato fresco! Più a lungo il succo rimane fuori, meno enzimi alimentari freschi e crudi contiene. Questo significa che puoi trovare un negozio che lo prepara appena prima di berlo, oppure puoi usare tu stesso uno spremiagrumi.

8 vantaggi per il digiuno dei succhi di frutta

Ci sono molti vantaggi per i succhi di frutta, soprattutto se li preparate voi stessi:

8 vantaggi del digiuno del succo di frutta

1. Se bevuto fresco, il succo è pieno di enzimi vivi, che aiuta l'organismo.

2. A differenza di quanto avviene in una confezione, il succo è fresco e non pastorizzato. La pastorizzazione ha i suoi vantaggi, ma ha portato a cibi morti dal punto di vista nutrizionale. Durante la pastorizzazione si utilizza un calore elevato che distrugge i nutrienti vitali all'interno del succo.

3. Si mangia più verdure quando si beve che quando si mangia. Come avrete probabilmente sperimentato, non è sempre possibile mangiare tutte le verdure che volete. Bere succo di verdura fresca aiuta a risolvere questo problema.

4. La digestione e l'assimilazione dei nutrienti vegetali è molto più facile. Il tuo corpo è, infatti, come uno spremiagrumi. Quando si mangia sedano, il corpo lo digerisce estraendo il succo per l'alimentazione. La fibra viene eliminata attraverso il colon e le feci. Tuttavia, se il succo, avete già estratto il succo per il corpo, il che ne facilita l'assimilazione. Tuttavia, è ancora importante mangiare verdura intera e frutta, perché è necessaria anche una certa quantità di fibre.

5. Il digiuno fa riposare l'apparato digerente. Poiché i succhi di frutta e verdura freschi richiedono poca digestione, si assimilano rapidamente nel vostro corpo. La maggior parte del 10% dell'energia del corpo normalmente coinvolta nella sua assimilazione, digestione ed eliminazione viene rilasciata. Il risultato finale? Senti un senso di rinnovata energia dopo il digiuno.

6. Il digiuno aiuta anche a scomporre i materiali tossici - grassi, cellule anormali e tumori - e rilascia i tessuti malati e i loro prodotti cellulari nella circolazione per l'eliminazione.

7. Inoltre, la crescita di nuove cellule durante il digiuno viene stimolata e accelerata quando le proteine richieste vengono risintegrate a partire da cellule decomposte (durante l'autolisi). La lettura dell'albumina sierica, cioè il livello di proteine nel sangue, rimane costante e normale in tutto il vostro digiuno, in quanto il vostro corpo utilizza in modo molto intelligente le proteine e gli altri nutrienti immagazzinati quando necessario.

8. Il digiuno del succo è un processo di disintossicazione molto più mite rispetto al digiuno in acqua. Per un digiuno di succhi di frutta e verdura deve essere usata in combinazione, in quanto ciò è necessario per migliorare la salute durante il digiuno. In questo modo, il corpo riceve ancora le sue calorie quotidiane dai succhi di frutta facilmente digeribili rispetto all'acqua estrema più veloce. Pertanto, il rilascio di tossine dalle cellule di grasso in un succo veloce è più mite e graduale.

Incredibili ricette di succhi di frutta per il digiuno

Ti serve solo uno spremiagrumi!

Il digiuno del succo sta guadagnando popolarità come un ottimo modo per disintossicarsi. Molte persone sono interessate a rimuovere le tossine dai loro corpi per condurre una vita più sana. Quando le tossine si accumulano nel corpo, si sentono lente e hanno anche un sistema immunitario carente. Il digiuno del succo, come metodo di pulizia, può aiutare le persone a raggiungere una migliore salute e più energia.

E 'molto facile da fare come i frutti sono facili da ottenere e tutto ciò che è richiesto in aggiunta è uno spremiagrumi.

Se sei un principiante

Per un principiante a digiuno, è

importante iniziare lentamente e provarlo per un giorno. Con il digiuno sul succo, si limita il consumo ai soli succhi di frutta. I succhi di frutta sono ricchi di zuccheri, quindi se sei diabetico o hai bisogno di controllare l'assunzione di zucchero, devi stare attento quando cerchi di digiunare con i succhi di frutta. Chiunque stia iniziando a digiunare dovrebbe sempre parlare prima con il proprio medico. Inoltre, non bere succo a stomaco vuoto per lunghi periodi di tempo, come più di 3 giorni, a meno che il medico non accetti che è sicuro per voi di farlo.

Le pagine seguenti sono esempi di ricette che possono aiutarti ad avere un'idea delle combinazioni di frutta e verdura da utilizzare insieme.

Ricetta 1: *Succo d'ortaggi Combo*

Succo d'ortaggi Combo

2 fogli di bietole

1/2 barbabietola

2 o 3 rametti di crescione

3 carote

1 gambo di sedano

Lavare con acqua filtrata o distillata; tagliare e mettere nel frullatore.

Ricetta 2: *Succo di carote e mela*

Succo di carota e mela

2-3 Mele verdi

1 carota

Foglie di basilico fresco

Lavare con acqua filtrata o distillata; tagliare e mettere nel frullatore.

Ricetta 3: *Carota - Succo di verdure*

Carota - Succo d'ortaggi

Una manciata di foglie di dente di leone

1 cavolo foglia

4 carote

Foglie di menta fresca, basilico o coriandolo

Lavare con acqua filtrata o distillata; tagliare e mettere nel frullatore.

Ricetta 4: Succo di pesca

Succo di pesca

2 o 3 pesche

Lavare con acqua filtrata o distillata; tagliare e mettere nel frullatore.

Ci sono molti tipi diversi di digiuno di succhi di frutta. Alcune diete richiedono succhi di frutta, mentre altre utilizzano meno succhi di verdura zuccherata. Puoi sempre trovare la tua combinazione unica di ricette dietetiche per succhi di frutta e verdura!

Come prevenire il cancro attraverso una dieta disintossicante?

Il cancro è molto comune oggi

Può essere una persona cara, un parente, o il tuo vicino di casa che ha il cancro e ora sta cercando disperatamente di trovare una cura per il cancro. Trovare una cura quando si ha già una diagnosi di cancro è sicuramente più difficile e straziante che adottare buone abitudini di prevenzione del cancro. Imparare a prevenire il cancro è una necessità per tutti perché il cancro non discrimina, chiunque può ottenerlo.

Per curare e prevenire il cancro, ogni giorno vengono lanciate nuove idee.

Ma tutti si basano su uno stile di vita sano. Seguire una dieta disintossicante è una nuova forma di prevenzione del cancro che è davvero decollata.

Prevenire il cancro è possibile se si mantiene il corpo sano e privo di tossine.

Mangiare sano è sempre consigliabile, non importa con quale malattia si sta lottando. La ragione di ciò è che gli alimenti sani contengono vitamine e hanno proprietà che migliorano il lavoro del corpo. Un corpo che funziona correttamente e ad un livello efficiente rimane più sano.

Esercizio

Questo ci porta a fare esercizio fisico. L'esercizio fisico aiuta il corpo a bruciare i grassi e mantiene i muscoli tonici. Aiuta anche il cuore e i polmoni a funzionare meglio, permettendo al sangue di fluire meglio e mantenendo i rifiuti in movimento attraverso il corpo in modo corretto. Mantenere uno stile di vita sano prepara il tuo corpo ad essere sano.

Una dieta disintossicante

Una dieta disintossicante aiuta gli organi del corpo a lavorare al loro livello ottimale e senza blocchi. Aiuta ad eliminare le tossine dal corpo ed eliminare gli sprechi in modo più efficiente. Un programma di disintossicazione di solito coinvolge molte fibre e acqua, e dà agli organi del corpo un po' di riposo. La fibra aiuta il corpo ad eliminare gli sprechi, liberando il sistema per una migliore digestione degli alimenti.

Questo, a sua volta, le dà più energia. L'acqua ha un effetto complessivo sui livelli di energia e sul funzionamento del corpo. Invece di lasciare che gli sprechi si accumulino e causino molti problemi, la dieta disintossicante rimuove gli sprechi dal corpo e rilascia il colon. In poche parole, la dieta disintossicante permette al colon di tornare al lavoro e al colon di funzionare ancora una volta in modo ottimale. Un colon che non funziona può solo causare il cancro.

Non tutte le cause del cancro sono note, ma prendersi il tempo per essere più sani nella prevenzione del cancro può fare molto per la propria salute e per il proprio futuro.

Quali sono gli effetti collaterali della disintossicazione?

Il nostro corpo è in grado di disintossicare le sostanze chimiche da solo.

Tuttavia, molti esperti ritengono che l'enorme numero di sostanze chimiche che ingeriamo quotidianamente attraverso il cibo, l'acqua e l'ambiente possa accumularsi.

Carico tossico o carico corporeo

L'accumulo, chiamato carico tossico o carico corporeo, può sopraffare la capacità del corpo di disintossicarsi e può portare a squilibrio ormonale, carenza nutrizionale e metabolismo inefficiente.

Quali sono i possibili effetti

collaterali di una dieta
disintossicante?

Alcune persone possono sperimentare mal di testa, acne, perdita di peso o affaticamento durante la disintossicazione. Questi sintomi di solito si attenuano dopo pochi giorni. Per questo motivo, molte persone si prendono del tempo libero dal lavoro per iniziare una disintossicazione o una dieta il venerdì sera.

Sostituire i vizi più grandi con alternative più sane

Ricordate che i vostri organi beneficeranno di qualsiasi tipo di riposo, quindi potete sempre optare per un'opzione intermedia in cui sostituire i vizi più grandi con alternative più sane.

Effetti collaterali della disintossicazione

1. Molte persone provano mal di testa all'inizio di una disintossicazione mentre il loro corpo si adatta alla drastica riduzione dei loro veleni quotidiani. Ecco perché vale la pena tagliare lentamente i vizi principali prima di iniziare;

2. La vostra energia può diminuire prima di alzarsi, quindi vale la pena iniziare il programma un fine settimana in modo che il vostro corpo si adatti. Bere bevande al caffe'? La maggior parte degli americani lo fa. E con lo stress della nostra società, è difficile non farlo. Anche se non si è pronti a smettere di fumare per sempre, una disintossicazione primaverile e autunnale può dare al fegato la possibilità di riposare dalla disintossicazione di tutto ciò che la caffeina ogni giorno, e che può avere enormi benefici fisici in termini di maggiore energia, sonno migliore, e stress.... ridotto che, a sua volta, può anche permettere di ridurre significativamente la caffeina dopo la disintossicazione.

Frutta fresca

Godetevi tutta la frutta fresca. Di nuovo..... Attento con il pompelmo! Un composto di pompelmo chiamato naringina può inibire significativamente gli enzimi di disintossicazione del fegato e dovrebbe essere evitato durante le diete di disintossicazione.

Conclusione: Salute economica

Gravi problemi socio-economici?

Può dirmi qual è il problema più comune dei giovani americani di oggi?

Beh, la maggior parte di voi si riempirà il cervello di gravi problemi socio-economici, mentre in realtà è la salute degenerata dell'attuale generazione che è diventata motivo di preoccupazione, non solo tra le autorità mediche, ma anche tra gli scienziati sociali. Le somiglianze sono terrificanti.

Degenerazione della salute negli Stati Uniti

Ci si potrebbe chiedere perché preoccupa gli scienziati sociali, perché il deterioramento della salute generale degli americani medi è direttamente collegato al loro stile di vita accelerato. Prendere hamburger mentre corrono e lavarli con bottiglie di soda - che triste sindrome! Ed è diventato sinonimo delle nostre caratteristiche nazionali.

Gli effetti nocivi della sopravvivenza sul cibo spazzatura

Cerca solo di ricordare quante persone obese affronti ogni giorno mentre vai al lavoro, e vedrai di persona gli effetti dannosi della sopravvivenza sul cibo spazzatura. Aumento di peso eccessivo, letargia, costipazione...... li nomina e li include tutti nella lista degli impatti che il cibo spazzatura ha sulla nostra salute e sulla nostra vita.

Siamo tutti umani, e a volte desideriamo solo un pasto come questo. Siamo quasi stati culturalmente addestrati a mangiare in questo modo! Come lei riqualifica le sue abitudini, posso quasi garantire che queste voglie scompariranno. Una delle ragioni principali per cui molte persone mangiano in questo modo è per comodità, e tutti noi viviamo una vita così impegnata. Controlla le tue priorità!

Traboccante di cibo spazzatura e un'abitudine alimentare a basso contenuto di fibre e umidità riempie effettivamente il nostro sistema interno di tossine e quando il colon si intasa di materia fecale impattata per anni, le tossine non possono essere rimosse dal nostro sistema, aggiungendo ulteriori lesioni alla nostra salute che si manifestano in questi disturbi fisici e mentali.

L'importanza della disintossicazione dei colon

Ora si può capire l'importanza della disintossicazione del colon. La disintossicazione è un processo per rimuovere le tossine prima dal colon e poi da tutto il corpo, oppure neutralizzarle o trasformarle.

I rifiuti colpiti dal colon vengono espulsi dal corpo durante il processo.

Disintossicazione del colon significa pulire il colon per rimuovere gli strati induriti di placche mucoidi dal colon. Qualsiasi programma di disintossicazione del nostro corpo inizia con la pulizia del colon e questo non è senza ragione.

Il colon è l'ultimo punto del sistema di trasformazione alimentare del nostro corpo. Pertanto, se questo organo rimane pieno di rifiuti, qualsiasi tentativo di disintossicare altri organi come il rene o il fegato sarà vano, in quanto le tossine generate saranno riciclate nel vostro sistema. E poi il vostro sistema sarà minacciato da complicazioni ancora più gravi..... come il cancro o il fallimento del sistema immunitario.

Tuttavia, non abbiate paura perché sentite che il vostro colon non è in buono stato di salute! In realtà c'è molto che si può fare per cambiarlo in meglio. Diversi metodi collaudati nel corso del tempo di disintossicazione del colon può aiutare a tornare al vostro stato di salute precedente e..... Goditi la vita al massimo.

Pulire regolarmente il colon

Enema, integratore a base di erbe, pulitori del colon a base di ossigeno, irrigazione.... del colon si può beneficiare di una serie di sofisticate tecniche di pulizia del colon. Ricordate, il programma di disintossicazione del vostro corpo inizia nel vostro colon e la regolare pulizia del colon assicura il benessere generale.

Fast food e frullati

Pertanto, la prossima volta che ti ingozzi su un giovane che si ingozza di fast food e frullati (sì, anche se sei tu il colpevole e gli hai dato tutti questi "dolcetti"), informarlo dei loro effetti nocivi, così come i vantaggi della disintossicazione del colon per eliminare i danni che ha già fatto al suo sistema. I bambini e i giovani che crescono conoscendo i fatti di salute sul cibo hanno maggiori probabilità di prendersi cura del proprio corpo anche quando sono lontani da casa, lontani dal loro aiuto e dalla loro istruzione, e di prendere decisioni in un mondo sotto la pressione dei loro coetanei.

Basta ricordare che tutto non accadrà durante la notte e che ci vorrà del tempo prima di vedere un cambiamento nella vostra vita in meglio.

Ora sì, vi auguro il meglio dei vostri risultati, e ricordate, tutto è pratico; la teoria senza azione non vi serve a nulla. Porta tutto quello che si impara nella vita reale.

Un grande abbraccio, il tuo amico, Jessy!

A proposito, quando si raggiungono i risultati a poco a poco, vi consiglio vivamente, se volete saperne di più sui metodi di disintossicazione, vi consiglio vivamente, il libro di un mio grande amico, su "RED TEA DEINTOXICATION TO LOSE WEWE WEIGHT", è un libro che sono sicuro vi aiuterà molto sulla strada per "buona salute". Senza ulteriori indugi, potete trovarlo nel motore di ricerca di Amazon, come: "Disintossicazione del tè rosso per perdere peso" o cercando il suo nome, come: "Agustin R. Ruiz"..... Ancora una volta vi auguro di avere successo nei vostri risultati!